AF476810

HYGIÈNE MILITAIRE.

MÉMOIRE

SUR LES AVANTAGES ET LA NÉCESSITÉ D'ADOPTER UNE BOISSON ORDINAIRE ET NUTRITIVE POUR LA TROUPE,

PAR

Théodore GARNIER-LÉTEURRIE,

Docteur en Médecine de la Faculté de Paris,
Aide-Major du 8e Régiment de Lanciers.

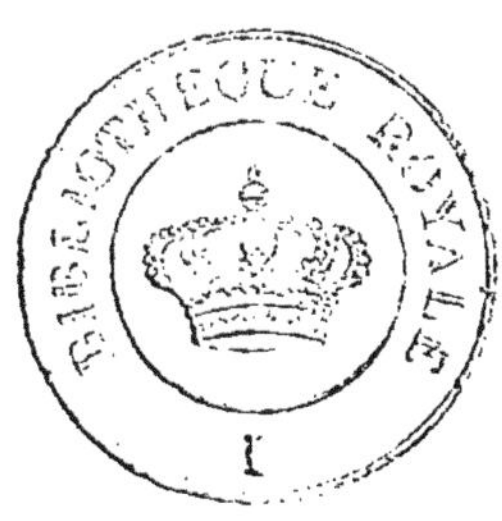

> Homme de l'armée, je défendrai toujours, dans ma modeste sphère, les intérêts du soldat, et si ces lignes tombent sous les yeux de quelque puissant lecteur, je le prie de ne pas les oublier. (Page 36.)

PARIS.

RIGNOUX, IMPRIMEUR DE LA FACULTÉ DE MÉDECINE,
rue Monsieur-le-Prince, 29 *bis*.

1843

MÉMOIRE

SUR LES AVANTAGES ET LA NÉCESSITÉ D'ADOPTER UNE BOISSON ORDINAIRE ET NUTRITIVE POUR LA TROUPE.

CHAPITRE PREMIER.

Les liquides que l'on a désignés sous le nom de boissons, sont des substances qui contribuent par leur composition à l'entretien de notre corps. Ce ne sont donc pas seulement des adjuvants de la digestion, des excitants de l'estomac, et ayant pour but de satisfaire au simple besoin de la soif, mais encore des aliments liquides dont la constitution chimique révèle assez leur participation au maintien de la vie. C'est donc une erreur bien grande de croire généralement que les boissons n'agissent qu'en faisant disparaître cette sensation si pénible que nous fait éprouver la soif, qu'elles ne sont que de simples véhicules de l'aliment solide qu'elles délayent en ramollissant et en étendant ses molécules pour favoriser la digestion, et qu'elles ne tiennent qu'un rang secondaire dans notre système alimentaire. Pour se convaincre de leur influence sur notre corps, il suffit de comparer l'état physiologique, la santé habituelle de l'homme dont l'aisance lui permet d'ajouter à son alimentation solide l'usage d'une boisson spiritueuse, avec la constitution étiolée du malheureux ouvrier dont les ressources ne sont pas suffisantes pour faire habituellement usage du vin ou de toute autre boisson nutritive. Ce simple examen prouvera bientôt, de la manière la plus irréfragable, l'influence immense des boissons toniques sur l'économie animale.

Sans doute, c'est à l'ignorance de leur usage indispensable que beaucoup d'individus de la classe inférieure se privent encore sans beaucoup de peine de ce moyen alimentaire, étant persuadés que ces liquides ne servent qu'à étancher la soif, qu'à favoriser l'arrivée et le dépôt des aliments dans l'estomac, et qu'on peut très-bien leur substituer l'eau simple sans aucun inconvénient. Cependant, au fur et à mesure que le bien-être du peuple s'est amélioré sous l'influence de cette belle civilisation à laquelle nous devons tout, la classe ouvrière a modifié son système alimentaire, et aujourd'hui presque partout elle fait usage d'une boisson nutritive. Dans les grands ateliers, dans les manufactures considérables où le travail est organisé, dans toutes les grandes entreprises où l'ouvrier trouve dans son travail un salaire suffisant à ses besoins, on le voit maintenant sacrifier quelque chose à l'achat d'une boisson dite *du repas*.

Dans certains établissements, il serait presque honteux pour les chefs d'y voir les travailleurs réduits à boire de l'eau; on l'a remplacée par quelques verres de vin : les prisonniers mêmes, dans nos pénitenciers militaires, jouissent de cet avantage, et c'est là qu'il faut aller pour voir ce que la philantropie peut créer d'admirable! Les effets des boissons composées sont presque toujours instantanés. Donnez à un homme vaincu par la fatigue et par la faim les mets les plus succulents, il les mangera avec peine et il se remettra difficilement; offrez-lui, au contraire, un verre de vin vieux, ou un peu d'eau-de-vie, et tout aussitôt il respirera plus à son aise et renaîtra : ainsi une petite quantité de boisson tonique peut produire sur l'économie beaucoup plus d'effet qu'une masse considérable d'aliments.

Quel travail plus utile à entreprendre en médecine que celui qui traite une question d'hygiène dont l'influence a des résultats immenses sur la constitution anatomique et physiologique de l'homme ! A mon avis, il n'est rien de plus important et de plus digne d'intérêt que les articles concernant notre alimentation : l'homme se nourrit, se met en rapport avec tous les êtres qui l'environnent, se reproduit et meurt ensuite; mais avant tout, il faut qu'il vive matériellement : voilà la condition de la vie du chef-d'œuvre de la création comme de la dernière des brutes.

La bromatologie (étude des aliments) est peut-être la partie de l'hygiène qui présente le plus d'applications au bien-être de l'homme, et c'est à tort qu'on ne lui accorde pas généralement toute l'étude et l'attention qu'elle mérite. A notre époque, toutes les ressources pour assurer le bien-être matériel de chacun, se sont multipliées à l'infini; grâce à l'industrie, au travail, aux progrès que l'artisan, devenu plus éclairé, à faits dans ses travaux, une récompense pécuniaire suffisante et convenable lui permet de se nourrir aujourd'hui tout aussi bien que le faisait le bourgeois opulent il y a un siècle. La civilisation s'est avancée à pas de géant, elle a donné naissance à l'hygiène générale, qui n'est que la mère mise en préceptes; elles marchent de pair en se donnant un mutuel appui pour conduire l'homme à cet état de perfection qui assurera pour jamais la noblesse et la dignité de son origine.

Si la classe inférieure de notre société a beaucoup amélioré son état matériel, si désormais son travail la met au-dessus de la privation de ces choses indispensables à son existence, nous devons nous en applaudir mille fois; mais malheureusement ces progrès ne se voient encore que dans la capitale et dans quelques autres grandes villes de la France. L'observateur le moins attentif a dû remarquer l'aisance dans laquelle se trouve l'ouvrier sage et laborieux de Paris; il aura vu avec plaisir la quantité et la qualité des aliments dont il se nourrit, et toujours il aura pu observer qu'une portion de vin est le complément de son alimentation. Cet ouvrier ne craint pas de faire quelquefois le sacrifice d'une partie de ses aliments solides pour se procurer cette boisson nutritive devenue nécessaire pour lui. Eh bien! je ne suis pas loin de croire que c'est à l'usage modéré d'une liqueur nutritive que le manœuvre de Paris doit sa supériorité en forces physiques sur nos ouvriers des départements, tous dépourvus de vigueur, de courage et d'énergie au moment de leur arrivée; de sorte que beaucoup regagnent la province ne pouvant soutenir les fatigues des travaux continus de Paris. Les grands travaux de la capitale nous surprennent par la rapidité avec laquelle les monuments s'élèvent et les nouveaux quartiers se construisent : on dirait, comme dans l'antiquité fabuleuse, que les pierres semblent venir se placer d'elles-mêmes sous l'influence de quelque génie. Tout cela est dû au bon ordre qui existe dans les grandes entreprises, au versement régulier des salaires et à la surveillance établie pour assurer une bonne alimentation complétée par l'usage du vin.

Un seul corps dans notre grande organisation sociale, celui qui mérite le plus toute notre sollicitude, celui dont chaque membre vient sacrifier son existence au service et à la défense de son pays, le soldat, en un mot, n'a point encore un système complet d'alimentation. Quels sentiments de reconnaissance ne devons-nous pas avoir pour les habiles administrateurs qui depuis quelques années n'ont cessé de faire tous leurs efforts pour améliorer la position de nos soldats ! Notre bonne et admirable administration de la guerre veille sans cesse au bien-être de celui qui vient accepter avec dévouement et en silence tout ce qui existait avant lui, et qui craindrait de manquer à sa noble mission en faisant entendre la moindre plainte. Eh bien ! c'est presque un anachronisme de voir aujourd'hui l'homme de guerre réduit à une alimentation incomplète ; tout le monde est surpris en apprenant que nos soldats ne boivent encore que de l'eau ! J'en ai vu tous les inconvénients, je les ai étudiés, et j'y ai attaché même une des causes principales de cette grande mortalité qui semble poursuivre notre armée.

J'ai pour but dans ce travail de prouver l'avantage immense de l'adoption d'une boisson ordinaire dans le système alimentaire du soldat, variant suivant les diverses localités où il se trouverait, je veux dire la boisson habituelle de l'habitant du lieu où il serait en garnison : ainsi le vin dans le Midi et une partie de l'Est, la bière dans nos départements du Nord; dans l'Ouest le cidre ou toute autre boisson analogue; mais toujours le vin de préférence, autant que possible.

Pour procéder méthodiquement et pour donner à ce travail tout l'intérêt qu'il mérite par la nature du sujet traité, je le divise en quatre parties : 1° de l'importance d'ajouter une boisson alimentaire à l'ordinaire du soldat ; 2° des avantages qu'on en retirerait par l'influence que l'usage de cette boisson aurait sur la santé et la constitution de l'homme de guerre ; 3° quels seraient les moyens administratifs à employer pour que l'achat de cette boisson n'augmentât pas de beaucoup ce que le réglement actuel accorde pour la nourriture de chaque homme ; 4° démontrer ensuite que cette légère augmentation de dépense serait bien compensée par la diminution des malades dans nos hôpitaux et par celle de la mortalité, puisqu'il est évident que les neuf dixièmes de nos soldats succombent à des maladies asthéniques, que l'on pourrait prévenir par l'usage d'une boisson tonique unie aux aliments donnés actuellement à la troupe. Je terminerai ensuite par quelques corollaires tirés de faits déjà connus, et qui prouvent que, dans certaines épidémies sévissant sur l'armée, l'usage d'une boisson tonique a été suivi de la disparition de la maladie. Je prouverai aussi que ce serait un moyen pour faire naître la sobriété parmi quelques-uns qui ne craignent pas de se gorger d'une boïsson, qui n'aurait plus le mérite de la nouveauté et de la privation, du moment où elle serait devenue boisson ordinaire pour eux.

CHAPITRE II.

Les boissons considérées sous le rapport hygiénique ont été l'objet de nombreux écrits. Hippocrate, que l'on est toujours obligé de citer, puisque son vaste génie avait embrassé toutes les branches de la médecine, Hippocrate, dans son traité *de Liquidorum usu*, a fort bien démontré l'influence que les boissons avaient sur notre organisation. Avec quel soin, avec quelle exactitude le père de la médecine nous recommande d'étudier la qualité des eaux du lieu que nous habitons ! Quels sages préceptes sur l'emploi des boissons spiritueuses ! Avec quelle éloquence ne démontre-t-il pas leurs effets favorables sur l'économie, prises modérément, et leurs effets nuisibles lorsque l'homme aveuglé par son intempérance s'en regorge pour assouvir son appétit brutal !

Tous les médecins de l'antiquité, comme ceux des temps modernes, se sont occupés de ce point d'hygiène : les uns ont considéré les boissons sous le rapport de leur préparation, de l'hygiène publique, de la thérapeutique; les autres les ont étudiées d'après leur composition chimique, leur température et leur influence sur l'économie animale. On remarque, parmi le grand nombre d'ouvrages publiés sur ce sujet, le travail de Rauch, de Schorbursch, vers le milieu du siècle dernier. En 1725, paraissait en Angleterre l'ouvrage de James Sedgwick: *A new treatise of liquors, wherein the use and abuse of wines, malt drinks, water, are considered.* La France et l'Italie ont eu aussi de savants médecins qui se sont occupés de ce point d'hygiène générale: il serait trop long de les énumérer tous.

On ne saurait croire quelles nombreuses divisions ont été faites des boissons. Chaque auteur de traité d'hygiène a presque la sienne, ou quelquefois il n'en a pas du tout. La plus classique aujourd'hui est celle qui reconnaît quatre espèces de boissons : les boissons aqueuses, les boissons fermentées, les boissons alcooliques et les boissons aromatiques. Pour moi, ma division est fort simple : je n'admets que deux classes de boissons, celles qui nourrissent et celles qui ne nourrissent pas: dans la première, je range toutes celles dont l'usage ne peut nous alimenter exclusivement, telles que les boissons aqueuses, aromatiques et autres que nous ne prenons que par luxe, par manie et par désir d'exciter notre système nerveux ; dans la seconde, je place toutes celles qui contiennent des principes nutritifs, qui peuvent non-seulement soutenir l'économie animale, mais même modifier tout l'organisme dans sa constitution première et produire un effet thérapeutique.

Quoique ce travail soit fait dans le but d'établir la nécessité d'une boisson alimentaire pour la troupe, je crois cependant qu'il importe de donner quelques détails sur les liquides dont nous faisons un usage journalier en France. Je commencerai par l'eau, parce qu'elle est actuellement la seule boisson de la troupe, et qu'il est indispensable de prouver son action pernicieuse sur nos soldats.

L'eau n'est point pour moi une boisson dans le sens que je voudrais donner à ce mot. Son action intrinsèque est trop nulle, trop insignifiante, pour qu'elle puisse agir en bien sur notre organisation ; à peine peut-elle nous désaltérer, à peine si son passage sur la muqueuse buccale est ressenti par les organes siéges de la soif : elle trompe la soif, mais elle ne la fait point disparaître. Ce n'est en vérité qu'un simple et faible véhicule des substances alimentaires qui les étend, les délaye et favorise légèrement l'action de l'estomac : voilà tout son rôle, si je ne me trompe.

Quelle est donc la nature de ce corps si répandu dans l'univers, qui couvre la moitié du globe et qui s'étend jusqu'aux entrailles de la terre ? Partout l'eau se présente à nos regards, soit à l'état liquide, solide ou gazeux ; l'eau existe dans l'air que nous respirons, dans nos tissus et dans tous les corps organisés et inorganiques. L'utilité d'un corps, en général, peut être mesurée d'après la profusion avec laquelle le Créateur l'a mis à notre disposition ; je crois que l'eau en est une des preuves les plus évidentes ; c'est pour cela que son histoire est toujours intéressante.

L'eau a ses caractères physiques et chimiques; ensuite elle jouit de diverses propriétés dans ses combinaisons, dans son action et dans son mélange avec les autres corps de la nature. L'eau pure est liquide, transparente, incolore, inodore; fraîche, elle doit contenir de l'air, un peu d'acide carbonique, et une très-petite quantité de sulfate, d'hydrochlorate et de carbonate. Pour reconnaître qu'elle est aérée, il suffit d'élever sa température, alors l'air se dégage sous forme de bulles. Pour sa pureté, elle doit à peine se troubler par la solution du nitrate d'argent; elle conservera sa transparence par l'ébullition, dissoudra le savon et cuira parfaitement les légumes, les herbes et les viandes. Ce sont les eaux de pluie et de neige qui sont les plus pures, mais il faut qu'elles soient recueillies après une chute déjà prolongée, car les premières portions entraînent une foule de corps étrangers suspendus dans l'air. A l'état de pureté, elle se solidifie à zéro, et passe à l'état de gaz à 100 degrés et à la pression de 0,76.

Les eaux de glace et de neige, malgré l'assertion d'Hippocrate et l'opinion de quelques médecins qui leur attribuent la propriété de produire certaines maladies, ne paraissent pas plus nuisibles que toute autre. L'eau de glace ne renferme pas d'air au moment de la liquéfaction, mais exposée à l'air elle ne tarde pas à en dissoudre la proportion, qui est en rapport avec la pression atmosphérique du lieu où l'on se trouve.

L'eau de rivière contient divers composés suivant les collines, les ravins sablonneux et les divers endroits où elle prend sa source. A une certaine distance de son origine, l'eau est généralement pure, ensuite son état de pureté dépendra d'une foule de circonstances, de la vitesse du courant, de la nature du fond, des végétaux qui y croissent ou s'y décomposent. L'eau de rivière nécessairement doit perdre sa pureté à mesure que nos travaux rétrécissent le lit de nos fleuves, parce que le dépôt de terrain et de toute autre substance doit devenir de plus en plus considérable.

L'eau des marais, des étangs et des lacs, où la putréfaction des substances végéto-animales est favorisée par le manque de courant, doit être toujours rejetée. Les eaux chargées de sulfate de chaux, comme celles des puits de Paris, ne peuvent ni dissoudre le savon, ni cuire les légumes secs, tels que haricots, fèves, pois : cela tient à ce que les alcalis qu'elles renferment décomposent le sel calcaire dont la base forme un composé insoluble avec la matière végéto-animale de ces mêmes légumes.

L'eau est composée de 88,29 d'oxygène et de 11,71 d'hydrogène. Pour qu'elle soit parfaitement potable, il faut qu'elle contienne de l'air et du gaz acide carbonique; car c'est à la présence de ces fluides élastiques qu'elle doit sa saveur et son influence sur la digestion; aussi, quand l'ébullition et la distillation ont fait disparaître ces deux gaz, l'eau est beaucoup plus fade et plus pesante sur l'estomac : c'est ainsi que les anciens peuples avaient tort de purifier l'eau en la faisant bouillir; à Rome même il y avait des établissements publics pour cet objet. La crudité de l'eau est produite par une trop grande quantité de sels qui la rendent dure et peu propre à notre usage, telles que les eaux de source et de puits. Par ce simple énoncé des qualités physiques et chimiques de l'eau, on voit combien il est difficile d'avoir une eau pure et en assez grande quantité pour suffire à une masse d'individus aussi considérable que l'est un régiment entier ; de là une foule d'inconvénients d'adopter ce liquide comme boisson habituelle, surtout quand il serait presque barbare d'en interdire l'usage à discrétion à nos soldats dans certaines circonstances, comme après une corvée ou de longues manœuvres.

La première question que l'on doit se faire en étudiant l'influence de l'eau sur l'économie animale est celle-ci : l'eau nourrit-elle? Dans la solution de cette question de physiologie, il y a une foule d'opinions opposées les unes aux autres, mais la majorité est pour la négative; j'adopte cette manière de voir, attendu que la pathogénie d'un grand nombre de maladies asthéniques le prouve chaque jour dans nos régiments. Non, l'eau n'est point nutritive, au contraire elle est débilitante; la thérapeutique même, dans l'usage qu'elle en fait, ne laisse pas le moindre doute à cet égard. L'eau ne répare point nos solides, elle fait pâlir nos tissus, appauvrit le sang et engendre toutes les maladies adynamiques et putrides qui déciment chaque jour notre armée.

En médecine comme dans les autres sciences, il est à remarquer que ce sont les questions majeures d'une application continue et qui intéressent le plus la conservation de notre vie, qui sont mal traitées, et le plus souvent entièrement négligées. Dans une catastrophe récente (8 mai 1842) on en a eu la preuve la plus effrayante : il a fallu le plus horrible des malheurs pour que l'esprit des savants s'occupât de questions qui paraissent actuellement les plus banales et les plus simples, même aux personnes tout à fait étrangères aux sciences. C'est ainsi qu'en hygiène, les questions relatives à l'alimentation paraissent indignes de nos études. On aime mieux s'occuper de quelques chimères médicales, d'idées bizarres fruits d'un cerveau en démence, que des moyens nutritifs de notre espèce, qui dégénère de jour en jour.

Le système nerveux, l'appareil digestif, les organes respiratoires, peuvent ressentir les effets terribles de l'eau froide; la mort subite peut en être la conséquence. Amatus Lusitanus raconte qu'un chevalier romain, ayant bu outre mesure de l'eau de puits après s'être échauffé à jouer à la paume, tomba mort tout à coup. La même chose arriva, suivant Fabrice de Hilden, à un domestique qui, au retour d'une longue course, voulut se rafraîchir avec un verre d'eau. Presque tous les hivers ne voyons-nous pas, à Paris, plusieurs personnes mourir subitement au milieu du bal immédiatement après avoir pris quelques rafraîchissements à la glace? Cette mort subite ne peut être rattachée qu'à une lésion du système nerveux, son instantanéité le démontre assez. Haller dit qu'un jour il ressentit, après avoir bu de l'eau froide dans les Alpes, une stupeur et un abattement particulier.

L'appareil digestif peut être aussi le siége de symptômes graves produits par l'usage de l'eau froide. Souvent ce sont des vomissements spasmodiques, quelquefois des évacuations fréquentes viennent s'y joindre, ainsi que des coliques et des dysenteries. Au moment où j'écris ces lignes, deux cents jeunes recrues viennent d'arriver au régiment (22 août 1842); eh bien ! tous ces jeunes gens ont eu des phlegmasies intestinales produites par l'usage de l'eau froide prise pendant les chaleurs excessives qui ont régné cette année. Les symptômes sont quelquefois tellement graves qu'ils pourraient faire soupçonner l'existence du choléra-morbus ou un empoisonnement. Les mêmes phénomènes apparaissent sur les animaux. Les chevaux sont souvent pris de tranchées et de tremblement lorsqu'on leur fait boire de l'eau froide à la suite d'un travail fatigant ou d'une longue course. Il y a aussi, chez l'homme, des épanchements séreux qui se produisent subitement par ce liquide qui supprime quelquefois la transpiration cutanée.

L'appareil respiratoire aussi est souvent fortement affecté par l'usage de l'eau froide : tantôt c'est le degré d'échauffement auquel le corps a été soumis préalablement, tantôt c'est l'état de vacuité de l'estomac au moment de l'ingestion du liquide, tantôt c'est sa basse température, qui produisent les accidents les plus graves. Tous ces faits ne prouvent-ils pas assez combien l'eau est nuisible, et combien nous devons désirer qu'elle soit remplacée par une boisson alimentaire, qui ferait désormais partie constituante *de l'ordinaire* de nos soldats.

Ouvrons l'histoire militaire des anciens peuples, et nous y verrons que le soldat n'était pas toujours privé de l'usage des boissons toniques : c'est ainsi qu'Homère nous apprend que, lorsqu'une maladie contagieuse s'était déclarée dans les camps, les chefs faisaient apporter des outres remplies de vins généreux pour soutenir le courage et les forces des guerriers, qui résistaient alors au principe morbide et échappaient ainsi à l'influence des miasmes délétères. Suivant Quinte-Curce, Alexandre perdit plus d'hommes sur les rives de l'Oxus que ne lui en avait jamais coûté aucune bataille : tant l'effet de l'eau froide est pernicieux pour l'homme de guerre, quand il a souffert de la soif, de la chaleur et de la fatigue! L'illustre chef et immortel historien de la retraite des dix-mille, Xénophon, nous apprend de quel secours fut pour lui et pour ses braves l'usage d'une liqueur fermentée, espèce de bière qu'ils trouvèrent dans une province qu'ils traversaient. Cette boisson tonique ranima le courage de ses soldats, et ce fut peut-être à cet heureux hasard qu'il dut le bonheur et la gloire de conduire ces braves au terme de leurs périls et de leurs courses.

Dans les diverses histoires de l'armée française, depuis l'époque de sa création jusqu'à nos jours, a-t-on fait quelques recherches sur le système alimentaire du soldat? Non, nulle part on ne trouve quelques détails sur ce sujet important; cependant ce serait un bel objet d'étude, et qui présenterait sans doute de nombreuses applications au bien-être de notre armée actuelle. Ouvrez donc les auteurs anciens, et vous verrez avec quelle scrupuleuse exactitude on mentionne tout ce qui entrait dans la composition du régime alimentaire de l'homme de guerre. Quoi de plus important, en effet, que l'entretien du soldat, de l'homme susceptible de voyager et de résider sous toutes les latitudes, exposé à mille fatigues et à mille dan-

2

gers. Actuellement, dans presque tous les Etats européens, l'homme de guerre a une boisson nutritive: en Angleterre, il reçoit des rations de bière de même qualité que celle dont l'habitant fait usage, et il en est de même en Allemagne. En Espagne même, le soldat reçoit une portion de vin à chaque repas; en France, il en serait privé! Une des célébrités de la chirurgie militaire, Percy, disait, pour résumer de la manière la plus complète tout ce qu'il était possible de dire sur l'eau, considérée sous le rapport chirurgical: « J'aurais abandonné la chirurgie des armées, si on m'eût interdit l'usage de l'eau. » Le célèbre chirurgien aurait dû tourner sa phrase négativement pour l'usage de l'eau employée à l'intérieur et avec aussi peu de discernement que cela se fait aujourd'hui parmi nos soldats.

CHAPITRE III.

Voyons quels seraient les avantages que l'on retirerait en ajoutant une boisson nutritive à l'alimentation ordinaire du soldat. Ces avantages sont nombreux: d'abord, le jeune conscrit qui est habitué, quel que soit son état de fortune avant son entrée au service, à faire usage d'une boisson ordinaire, ne trouverait pas un aussi grand changement dans son régime alimentaire; il ne se verrait pas condamné subitement à se gorger d'eau, ou bien à se voir privé de toute boisson. Je suis convaincu que cette privation de toute liqueur spiritueuse est fort pénible pour quelques-uns et même humiliante pour d'autres, car si notre amour-propre nous porte à nous bien vêtir, je ne vois pas pourquoi nous n'en mettrions pas à nous bien nourrir. Larochefoucault n'a-t-il pas cru trouver dans l'amour-propre le principe de toutes nos actions? Hobbes et Helvétius le plaçaient dans l'intérêt personnel; en voyant le peu de cas que l'espèce humaine fait d'elle-même, je ne suis pas loin de l'opinion des deux derniers philosophes! Le jeune conscrit, sortant de son village pour être envoyé ordinairement dans un régiment peu éloigné de son pays, se trouverait faisant usage de la même boisson que celle à laquelle il était habitué avant son entrée au service; de là un changement bien moins grand dans sa manière de vivre. L'alimentation actuelle de la troupe, presque toujours meilleure que celle du jeune soldat au sein de sa famille, contribuerait à lui faire aimer davantage sa nouvelle position et lui ferait oublier les charmes de la maison paternelle. Je suis persuadé que plusieurs consentiraient volontiers que l'on modifiât la quantité de leurs aliments solides pour l'achat d'un peu de vin ou de toute autre boisson nutritive. Les jeunes soldats sont envoyés à l'armée à un âge où la constitution physique n'est point encore complétement développée. Notre génération présente peut-elle, je le demande à tout le monde, entrer dans la carrière des armes à l'âge de vingt ans sans de graves inconvénients? non certainement, et j'ai pu très-bien m'en convaincre pendant le peu de temps qu'il m'a été donné d'assister le conseil de révision dans ses opérations de recrutement. Dans certaines contrées, je ne pouvais croire que les jeunes conscrits eussent atteint l'âge légal pour entrer sous les drapeaux, tant leur constitution était débile et leurs systèmes osseux et musculaire peu developpés. Les travaux pénibles auxquels nos soldats sont soumis, la discipline militaire insupportable au commencement du service, une alimentation insuffisante pour beaucoup d'entre eux, les regrets et les souvenirs de la famille : voilà autant de causes de maladie et de mortalité. La privation d'une boisson tonique à laquelle ils étaient habitués sera pour ces malheureux une cause débilitante agissant d'une manière continue, et qui arrêtera désormais leur développement physique. Il faut convenir aussi que dans les régiments personne ne s'occupe du moral du jeune militaire; on croirait en vérité manquer à la sévérité soldatesque en lui donnant quelque soulagement par des paroles douces et bienveillantes. N'est-ce pas maintenant, lorsque l'armée jouit de la paix, que l'on devrait cultiver l'esprit de nos militaires? Au contraire, on semble vouloir les abrutir par ces petits détails d'entretien, par la monotonie du service, et par une discipline nullement raisonnée. Beaucoup de chefs ne voient dans le soldat qu'un mannequin à faire mouvoir et à entretenir. On se gardera bien de s'informer de la quantité d'intelligence de chacun, parce que souvent on est incapable de l'apprécier, et que cela n'entre point en compte pour faire franchir les grades inférieurs à certains individus qui n'ont pour eux que l'orgueil, la sottise et la vanité, dont ils ne savent pas même tirer parti. On vous parle de l'esclavage des noirs, mais c'est de la civilisation auprès des traitements inhumains que l'on fait subir au soldat! de l'humanité chez certains chefs de corps, plutôt de la cruauté et l'oubli de toute philanthropie! Dans un autre mémoire, je me réserve de traiter l'hygiène morale du soldat, et je saurai relever toute cette petite tyrannie qui s'exerce dans certains corps!

L'usage d'une boisson tonique, généreuse, du vin en particulier, protégera l'organisation du jeune conscrit, favorisera le développement de ses organes, leur donnera assez de force pour supporter les travaux des armes et même d'autres, tels que ceux auxquels sont soumis actuellement quelques régiments de Paris. L'action du vin sur notre constitution est trop grande et trop précieuse pour ne pas dire quelques mots de cette boisson si salutaire.

Le vin est une boisson fermentée, dont l'alcool est le principe actif. Sa force dépend de la quantité variable d'eau et d'alcool qui entre dans sa composition; du mucilage, une matière végéto-animale, un atome de tannin, un principe colorant bleu passant au rouge par son union avec les acides, de l'acide acétique, du tartrate acide de potasse, du tartrate de chaux, de l'hydrochlorate de soude, du sulfate de potasse : tels sont les principes qui se présentent le plus ordinairement dans les vins. Il n'y a point de sucre dans les vins rouges, à moins que les raisins avec lesquels on les confectionne n'en renferment beaucoup, ou que la fermentation n'ait pas été poussée jusqu'au bout. Ensuite, certains vins renferment une espèce d'huile volatile qui leur donne leur bouquet, mais elle n'a point été encore isolée. La qualité supérieure des vins ne dépend d'aucun des principes qu'on y découvre : elle est donc due à un corps inconnu jusqu'à ce jour. Tout le monde ressent les bienfaits du vin dans nos repas en éprouvant une sensation agréable de chaleur à l'épigastre, une action stimulante favorable à la digestion, une excitation de l'estomac déterminée par une activité plus grande de la circulation, et qui rayonne dans toute notre économie. Le vin augmente les forces du corps et l'énergie morale, raffermit les tissus animaux par sa tonicité, et modifie même la constitution de certains individus. Pour compléter l'histoire des boissons dont nous nous servons habituellement en France, je dirai aussi quelques mots de la bière, du cidre, et de quelques autres liquides nutritifs.

La bière est peut-être, après le vin, la boisson la plus répandue parmi nos populations, et par conséquent elle mérite d'être étudiée avec soin. La bière est une liqueur fermentée qui a pour base l'orge germé et soumis à la fermentation. Cette boisson était connue dès l'antiquité la plus reculée, et aujourd'hui elle est devenue la boisson ordinaire de l'Angleterre, de la Hollande, de toute l'Allemagne et de nos départements du Nord. Elle contient de l'alcool avec un principe du houblon qui lui donne son amertume agréable et qui lui empêche de se transformer en acide acétique. C'est une boisson fort salutaire lorsqu'elle est bien préparée. Au repas, en quantité modérée, elle calme la soif, stimule l'estomac et accélère la digestion. Boerhaave, Stoll et Cullen en faisaient le plus grand cas; mais peu d'auteurs l'ont plus vantée que Sydenham. Dans les fièvres, dans la variole, la rougeole, et dans la plupart des maladies aiguës, c'était la boisson qu'il conseillait de préférence. Suivant lui, les goutteux ne peuvent prendre de meilleure tisane. Les personnes atteintes de gravelle se trouvent en général assez bien de l'usage de la bière légère. MM. Magendie et Ségalas la conseillent dans cette maladie. Dans l'Artois, on guérit, dit-on, la plupart des bronchites commençantes en prenant le soir, au moment de se coucher, un verre de bière chaude et sucrée. Les bières fortes ont des propriétés nutritives très-prononcées, par exemple le faro de Bruxelles, le mumme des Allemands, et les porters des Anglais. D'après toutes les propriétés salutaires de la bière, que de bienfaits son usage ne répandrait-il pas sur nos troupes lorsqu'elles se trouveraient en garnison dans nos villes du Nord! On donnerait au soldat la bière *simple;* elle est on ne peut plus saine, elle calme la soif et accélère l'action de l'estomac.

Maintenant je dirai quelques mots du cidre, et je prouverai que cette boisson n'est pas plus malfaisante que toute autre quand elle est bien préparée et qu'elle a fermenté convenablement. Le cidre contient du sucre, de l'alcool, du mucilage, une matière colorante, une assez grande quantité d'acide carbonique, d'acide malique et de plusieurs autres substances dépendant d'une foule de circonstances.

Né en Basse-Normandie, partie de la France

où cette boisson est d'un usage habituel, je pourrai parler de ses effets salutaires sur les populations de ces contrées. Dans mon département on distingue deux espèces de cidre : le cidre gros et le cidre fin ; le premier contient beaucoup d'alcool, un principe extractif amer, et est fabriqué spécialement pour les eaux-de-vie ; le second ou cidre fin est très-délicat, et son goût exquis lui a mérité l'honneur d'être chanté par un poëte de Vire, M. de Chênedollé, qui l'a décoré du titre de nectar neustrien.

Ce cidre fin est préparé avec diverses espèces de pommes, mais la qualité dépend presque toujours de la juste proportion dans les mélanges des diverses espèces de pommes, de l'habileté et de l'expérience de chaque cultivateur. Au bout de quelques semaines, lorsque la fermentation est achevée, on le soutire, c'est-à-dire qu'on le change de tonneau pour que la lie ne le trouble pas et ne lui enlève pas son arôme ; il est alors *paré*. Préparé de cette manière il ne le cède à aucun vin en saveur et en délicatesse. Son aspect d'un beau jaune, les bulles d'air et de gaz acide carbonique qu'il dégage en pétillant dans le verre, flattent l'œil et nous engagent à en faire usage. Dans certaines garnisons, on a pu remarquer que cette boisson vendue dans les cantines déterminait des maladies graves ; c'est que ce cidre n'était point naturel, il était falsifié ou fabriqué avec des fruits trop mûrs ou pourris, comme ce mauvais cidre vendu et fabriqué à Paris même, composé de mille drogues nuisibles.

Le bon cidre tel que nous l'entendons, lorsqu'il n'est pas trop nouveau, est une boisson saine et généreuse qui produit la plupart des effets du vin, et pour le prouver, je dirai que les Bas-Normands, que j'ai pu comparer avec les habitants du Midi, ne leur cèdent ni en force ni en vigueur. Aucune maladie épidémique ne se montre parmi la population normande aux époques où elle fait le plus d'usage du cidre et lorsqu'il est à peine fermenté, par exemple dans les mois d'octobre et de novembre; tandis que j'ai pu voir, pendant que j'ai habité le midi de la France, que l'usage prématuré des vins de l'année déterminait des inflammations intestinales.

Le poiré présente à peu près les mêmes principes que le cidre et jouit presque des mêmes propriétés; on le divise aussi en deux espèces: le gros poiré pour la fabrication de l'eau-de-vie, et le poiré fin destiné à l'usage de nos tables. Le poiré fin est assez délicat, transparent, incolore, mousseux; il a l'aspect du Champagne, et son agréable fumet. Certains crus du département de l'Orne ne le cèdent nullement aux vins d'Aï; mais leur qualité dépend plutôt de la nature du terrain et de l'espèce de poires que du mélange raisonné des diverses variétés de fruits, comme cela existe pour le cidre. Le poiré est très-tonique, il paroît surtout stimuler le système musculaire. En Basse-Normandie, c'est la boisson de l'ouvrier, du laboureur, qui ont besoin de beaucoup de forces pour supporter leurs pénibles travaux; tandis que le cidre est la boisson du riche, qui s'en sert comme pour flatter son palais et se désaltérer, et non pour se donner de l'énergie musculaire. Il est facile de voir, par cette courte description que je viens de faire des boissons *ordinaires* fournies par les diverses contrées de la France, que nous possédons assez de ressources pour mieux nourrir nos soldats en leur accordant une boisson alimentaire.

CHAPITRE IV.

Quels seraient les moyens administratifs à adopter pour que l'achat d'une boisson nutritive n'augmentât pas de beaucoup la dépense que le règlement accorde présentement pour nourrir chaque homme? Voyons d'abord de quoi se compose l'*ordinaire* actuel. Le pain et et la viande sans boisson, voilà la nourriture du militaire, quelle que soit l'arme à laquelle il appartienne. De temps en temps on ajoute un peu de riz, ensuite quelques légumes sont mis dans la soupe pour lui donner un peu de saveur. Le pain du soldat est de deux espèces: la première est le pain de froment, qui est employé dans la soupe, mais en très-petite quantité, un quart de livre pour chaque repas. Quand on connaît toutes les conditions d'où dépend la bonté du pain, on doit considérer cette quantité comme fort minime. Que de difficultés pour avoir une farine de bonne qualité! quels talents doit avoir l'acheteur pour triompher des mille piéges dirigés contre lui pour le tromper! Ajoutez à cela tous les moyens employés pour falsifier les farines, toutes les altérations dont elles sont susceptibles dans les diverses saisons, et puis les diverses proportions de gluten variant suivant les localités et les contrées. Ainsi, en France, nos farines ne rapportent ordinairement qu'un dixième de leur poids de gluten; celles d'Odessa contiennent le gluten dans la proportion de 14,55 pour cent. Quand on pense ensuite que la qualité du pain dépend encore de la manière dont il est préparé, de l'eau employée, du pétrissage et de la cuisson, on est épouvanté en songeant que le soldat n'a à sa disposition qu'une demi-livre de pain dit de *première qualité*, en supposant qu'il le soit le plus souvent comme on le dit toujours. La seconde espèce de pain est le pain dit de *munition;* il est bien inférieur à celui dont je viens de parler. Il est fait avec la farine de froment, mais on y laisse une assez grande quantité de son, qui est d'un dixième aujourd'hui, et qui a varié à diverses époques, suivant les ordonnances relatives à ce sujet. Ce pain, en général, est mat, privé d'œils et sans saveur, peu élastique, et plutôt brunâtre que blanc. Ce pain est mangé avec la viande; la quantité pour chaque homme est d'une livre et demie par jour.

La viande de bœuf est la seule qui soit reconnue par les règlements militaires; une demi-livre de cette substance est donnée à chaque homme par jour, un quart le matin et un quart le soir : bien entendu que la viande est pesée crue et non cuite, et sur ce poids il faut encore comprendre celui des os! Quant au mode de préparation culinaire de la viande, elle doit être cuite dans la marmite et jamais rôtie.

L'ébullition, en général, dure quatre à cinq

heures; que résulte-t-il de là? C'est que cette décoction de la viande dans l'eau bouillante dissout la gélatine et l'osmazôme, et que l'ébullition lui enlève la plus grande partie de ses propriétés réparatrices; en effet, le parenchyme fibreux et albumineux qui reste est presque sans saveur, et ne nourrit point. Voilà cependant ce qui est donné au soldat avec son pain pour constituer son alimentation. La viande rôtie a seule l'avantage de conserver tous ses principes réparateurs, aussi elle jouit d'une propriété tonique et excitante que nous utilisons souvent en médecine. Ne pourrait-on pas, pour la confection du bouillon, tirer parti de la gélatine des os de la viande consommée dans chaque régiment? Chaque homme reçoit dans la gamelle générale environ un demi-litre de bouillon pour chaque repas, je crois même que mon évaluation est exagérée en quantité. Quelques légumes, tels que ognons, pommes de terre, choux, haricots, carottes, sont ajoutés à l'*ordinaire* pour aromatiser le bouillon, ou plutôt pour l'épaissir sans le rendre plus nutritif; cette dépense en légumes par jour et pour chaque homme peut être évaluée à un centime et demi. Comme on le sait, le soldat n'a point de boisson reconnue par les règlements, et il peut faire usage de l'eau à discrétion. D'après les renseignements que j'ai pris auprès des brigadiers de mon régiment pour connaître l'usage adopté parmi nos hommes dans l'emploi de l'eau comme boisson journalière, j'ai su que la majorité boit régulièrement à chaque repas une quantité d'eau qui est presque toujours la même; que d'autres n'en boivent que de temps en temps sans aucune régularité ; qu'il y en a, enfin, qui n'en boivent pas du tout, ne pouvant la supporter, parce qu'elle détermine des vomissements et des coliques : de ce nombre se trouvent surtout les jeunes recrues, qui ne s'habituent que très-difficilement à l'usage de l'eau. Sans doute, ces détails paraîtront minutieux, mais ils sont pour moi dignes du plus grand intérêt, puisqu'ils sont relatifs à l'alimentation de l'armée; ensuite, j'ai été obligé de les donner avant d'aborder une question des plus importantes de ce travail : peut-on retrancher quelque chose de l'*ordinaire actuel* au profit de l'adoption d'une boisson ordinaire? Il serait en vérité presque inhumain de résoudre cette question par l'affirmative. Le gouvernement nourrit chaque soldat à raison de 33 centimes par jour; sur cette somme, il faut encore que l'homme paye le blanchissage, le blanc des buffleteries, le cirage, les balais de la chambre, le barbier, l'huile et les ingrédients pour les armes, la graisse pour les bottes et le harnachement, et d'autres petites dépenses éventuelles. Eh bien! il est évident que nos militaires reçoivent assez pour ce que l'administration de la guerre reçoit du trésor public : car pour donner il faut avoir, et tout ne passe-t-il pas par le creuset de la discussion *budgétaire !* D'un autre côté, si je voulais proposer une diminution sur les aliments solides dans le but de soutenir l'innovation que je propose, je ferais remarquer que la boisson que je demande pour l'homme de guerre le nourrirait aussi par ses molécules alimentaires : l'alcool et les autres substances qui se trouvent dans nos boissons sont des toniques très-énergiques et qui agissent puissamment, même en petite quantité. Ensuite la satisfaction de boire pendant le repas, ce bien-être que nous éprouvons lorsque la déglutition se fait sans difficulté, et sans cette sensation de pesanteur à l'épigastre que nous ressentons lorsque la masse alimentaire n'est point favorisée dans sa marche par un liquide excitant, et qu'elle franchit avec lenteur l'orifice supérieur de l'estomac. Le caractère principal des boissons alcooliques c'est de produire des effets excentriques : leur action quelquefois est si prompte sur le système nerveux qu'un verre de vin le surexcite au point de déterminer l'ivresse *gaie;* ensuite ce foyer central de chaleur qui s'irradie de l'abdomen dans les autres parties du corps est pour beaucoup dans cette douce satisfaction que nous font éprouver l'appétit et la faim rassasiés. Toutes ces considérations nous porteraient presque à soutenir une légère diminution sur les substances solides au profit d'une boisson spiritueuse. Ce serait un essai bien important à faire, et qui exigerait, vu sa gravité, un travail extraordinaire d'observation de la part des médecins et de tous les officiers de l'armée.

Pour aider à couvrir les dépenses qu'exigerait l'achat d'une boisson nutritive, je proposerais la suppression des légumes, et je crois que cela ne présenterait aucun inconvénient. Les légumes fournis à la troupe sont en général de mauvaise qualité et fort chers à certaines époques de l'année. Pour remplacer l'arôme nécessaire au bouillon, n'a-t-on pas d'autres substances aromatiques moins chères et bien meilleures? Je pense même que plusieurs épidémies d'inflammations intestinales observées chez nos soldats ont eu pour cause déterminante l'usage des légumes de mauvaise nature. Cette suppression serait déjà une économie de 1 centime et demi par homme au profit de la boisson spiritueuse que je demande.

CHAPITRE V.

Je parlerai maintenant des moyens à employer pour se procurer les boissons alimentaires dont j'ai fait mention dans ce mémoire. Quelle voie devrait-on suivre? quel serait le mode de distribution à adopter dans chaque chambrée? quelle surveillance devrait être exercée pendant les repas? Des hommes d'une probité reconnue, et de préférence des employés militaires, seraient admis à concourir pour la fourniture de ces boissons, en suivant le mode déjà adopté pour le pain et les autres denrées. Ces liquides seraient vendus à un prix modéré, et établi sur le tarif général de la localité; leur qualité moyenne serait la même que celle exigée par l'administration de la police et de la régie pour en autoriser le débit public. Les cantiniers militaires se trouvant sous l'autorité régimentaire devraient être préférés, comme fournisseurs, à tous les autres soumissionnaires; un cautionnement serait imposé pour pourvoir aux amendes, dans les cas où on livrerait des liquides sophistiqués et qui pourraient ainsi déterminer des accidents morbides très-graves. L'espèce, la qualité des liquides, leur influence sur l'état physiologique et la santé des hommes seraient notées avec soin sur un registre, afin de constater les résultats obtenus.

Pour avoir les boissons au prix le plus modéré, l'administration de la guerre s'entendrait avec celle de l'octroi de chaque ville pour que les liquides destinés à la troupe eussent leur entrée *franco*. Tout le monde sait, en effet, que les droits de régie augmentent des deux tiers le prix de nos boissons usuelles, et que le tarif est le même pour toutes, quelles que soient leur valeur et leur qualité.

Grâce à nos nombreux moyens de transport, tels que nos canaux, nos rivières, et surtout nos chemins de fer, les vins sont devenus et deviendront du plus bas prix pour toutes les parties de la France; aujourd'hui même le vin ordinaire n'est guère plus cher en basse Normandie que dans le Languedoc, j'ai pu constater ce fait, ayant été longtemps en garnison dans le Midi et dans l'Ouest. En 1839, aux environs de Toulouse, le litre de vin commun se débitait à peine au prix de 8 à 6 centimes.

La bière et le cidre dans nos provinces, comme on le sait, sont quelquefois de nulle valeur lorsque l'année a été favorable et abondante. Cette grande consommation de liquides par la troupe serait une nouvelle ressource pour les habitants de nos garnisons; plus le débit des boissons est considérable, plus elles rapportent à l'Etat : toutes nos administrations sont enchaînées les unes aux autres, et, si on réfléchissait, on verrait que, dans un vaste Etat, il n'y a ni dépense ni économie, politiquement parlant : une parcimonie extrême est à fuir, comme une prodigalité inutile et irréfléchie!

Dans tous les régiments, la manière convenable dont nos soldats devraient prendre leur repas n'est l'objet d'aucune attention ni d'aucune surveillance, parce que c'est considéré comme fort accessoire. Les rations d'aliments sont données en masses aux hommes qui doivent manger avec le même appétit et avoir la même rapidité de déglutition, pour ne pas se faire tort les uns aux autres : ne devrait-on pas leur donner les ustensiles nécessaires pour qu'ils pussent manger séparément et à leur aise! Une des sources principales de la malpropreté et de l'insalubrité des chambres peut être rattachée au vieil usage adopté de faire prendre les repas dans les chambres à coucher, quelquefois encombrées d'hommes et d'effets de toute espèce. L'odeur des aliments ne contribue pas peu à la viciation du peu d'air qu'il est donné à chaque individu de respirer.

La première amélioration consisterait dans l'établissement de réfectoires où les hommes mangeraient, avec les brigadiers, sous les yeux de quelques sous-officiers chargés du bon ordre des tables, et qui veilleraient à ce que l'heure des repas et leur durée fussent les mêmes pour tous. Que l'on visite le pénitencier militaire de Saint-Germain-en-Laye, et l'on verra exécuté tout ce que je propose ici; vraiment cet établissement est tenu avec un ordre que l'on ne peut cesser d'admirer!

On s'est exagéré, je crois, la dépense que nécessiterait l'achat d'une boisson alimentaire pour la troupe. Une circonstance récente m'a mis à même de l'évaluer mathématiquement.

Au moment où je termine le premier manuscrit de ce mémoire, le ministre de la guerre ayant décidé que, vu les chaleurs extrêmes (juillet, août, septembre 1842), une ration de vin journalière serait donnée à chaque soldat de la première division militaire, j'ai profité de cette occasion pour m'informer, auprès du fournisseur désigné pour mon régiment, du prix de cette ration. Le vin qui a été livré est *du Beaugency* assez spiritueux, d'un goût et d'un aspect agréables, et procurant un bien-être très-sensible pris après le repas, même en petite quantité : un demi-verre fait éprouver une douce chaleur à l'épigastre, favorise la digestion, et produit un effet tonique sur toute l'économie. La quantité pour chaque soldat a été d'un quart de litre par repas. Eh bien! le prix de cette ration a été estimé, par le fournisseur, à 9 centimes, avec les droits d'entrée, à 7 sans frais d'octroi, et à 5 pour les petites localités, où des détachements pourraient être cantonnés. Ce prix peu élevé m'a surpris, je l'avoue, et j'ai dû en faire mention dans ce travail : c'était trop important pour l'oublier.

Quant à la manière de distribuer les boissons, on adopterait celle de nos hôpitaux militaires. Chaque homme recevrait sa portion de liquide dans un vase destiné à cet usage, et il lui serait expressément défendu de trafiquer sur la quantité donnée. La distribution se ferait au commencement des repas, afin que chacun pût faire usage de la boisson selon sa volonté et ses goûts : si c'était du vin donné en petite quantité, on devrait engager les hommes à ne s'en servir qu'après avoir fini leur repas. Si ces détails paraissent trop minutieux, que l'on se rappelle qu'il s'agit ici de la manière dont vivent quatre cent mille hommes. La mortalité de l'armée est considérable; chaque année on est épouvanté du grand nombre de décès, particulièrement en Algérie : c'est donc en observant toutes les règles de l'hygiène, en faisant des améliorations, en étudiant les besoins particuliers de chaque soldat, que nous pourrons combattre, avec quelques succès, les nombreuses maladies qui déciment nos corps de troupe.

CHAPITRE VI.

La dernière question qui me reste à traiter, conformément au plan que j'ai adopté dans ce mémoire, est celle-ci : démontrer qu'une légère augmentation de dépense pour la nourriture du soldat serait bien compensée par la diminution des malades dans les hôpitaux, et par la cessation de la mortalité qui désole l'armée. On pourrait écrire bien des pages pour résoudre cette question ; des recherches statistiques nombreuses seraient nécessaires pour arriver à une conséquence mathématique. Voyons cependant sur quels motifs nous pouvons nous baser pour soutenir notre opinion. J'ai déjà énoncé que les neuf dixièmes de nos soldats malades étaient atteints de maladies asthéniques qui les faisaient périr, ou qui exigeaient leur réforme. Ce n'est pas le lieu de décrire ici les symptômes pathologiques de ces affections morbides, telles que la phthisie pulmonaire, les fièvres intermittentes simples ou pernicieuses, le scorbut, les scrofules, sans distinction d'âge ni de tempérament, les tumeurs blanches, la coxalgie et la gastro-entérite chronique, qui peut dégénérer en fièvre typhoïde, surtout si elle est déterminée par le défaut d'alimentation.

La journée de chaque homme, dans nos hôpitaux militaires, revient, en général, à 1 franc par jour; il faut ajouter les dépenses de location de bâtiments, de frais d'entretien, et d'un grand nombre d'employés. L'administration paye quelquefois jusqu'à 1 fr. 10 à 15 centimes par jour pour nos salles militaires dans les hospices civils. Le lecteur sera peut-être surpris en lisant ici que ce sont les dépenses des militaires malades qui soutiennent souvent les hôpitaux de certaines petites villes. Les *intéressés* le savent fort bien, car les salles militaires, généralement propres et fort bien tenues, forment un contraste frappant avec celles qui sont occupées par les malades civils. Je me suis élevé bien des fois contre un abus que l'administration ignore sans doute, abus qui consiste à placer nos soldats malades dans les mêmes salles que les pauvres et les infirmes de la localité. A mon avis, il n'y a rien qui avilisse le militaire comme de le mêler avec des *incurables* accablés de vieillesse et d'infirmités les plus dégoûtantes. Homme de l'armée, je défendrai toujours, dans ma modeste sphère, les intérêts du soldat, et si ces lignes tombent sous les yeux de quelque puissant lecteur, je le prie de ne pas les oublier! Une surveillance très-active devrait être exercée sur le service militaire dans les hôpitaux civils.

Ce genre d'établissements hospitaliers laisse beaucoup à désirer pour le bien-être des malades. Presque toujours le personnel des infirmiers est bien au-dessous du nécessaire exigé pour le nombre de soldats malades. Ces infirmiers civils sont en général des mercenaires paresseux, sans courage, sans énergie, et que personne ne veut employer : hommes sans discipline, sans probité et sans humanité, en général, ils restent insensibles aux souffrances et au cri de douleur du malheureux soldat. Avides d'argent, ces individus ne se font pas scrupule de vendre à un prix fort élevé, à nos militaires, des aliments qui peuvent les faire périr. Je n'en finirais pas s'il fallait énumérer tous les abus, toutes les négligences, tous les vices d'organisation que l'on voit dans les salles militaires régies par une administration civile. Lorsqu'une garnison fournit une moyenne de deux cents malades par an, il serait nécessaire d'y établir un hôpital ou des salles militaires où des officiers de santé de l'armée, ainsi que des administrateurs, seraient chargés du service. La vie, le salut d'un malade dépend souvent de quelques petits soins donnés à temps et avec humanité; eh bien! n'est-on pas épouvanté en pensant que ces malheureux soldats sont souvent abandonnés à des mercenaires sans humanité et sans charité! Pour éviter tous ces inconvénients, il faut trouver des moyens pour faire diminuer le nombre de nos malades : c'est principalement en donnant une alimentation saine et en y ajoutant une boisson nutritive. Alors vous n'aurez plus de maladies adynamiques, plus d'encombrement dans les hôpitaux, par conséquent moins de maladies épidémiques, moins de réformes et moins de mortalité!

Pour confirmer les heureux résultats que l'on obtiendrait dans les régiments en adoptant l'innovation que je propose dans le régime alimentaire du soldat, je vais maintenant exposer quelques corollaires tirés de faits déjà connus et que j'ai observés moi-même. Dans un mémoire sur la *méningite cérébro-spinale* que j'ai eu l'honneur d'adresser au conseil de santé des armées, et que ce corps savant a bien voulu recevoir avec satisfaction, j'écrivais que la terrible affection qui désolait la garnison de Nantes avait cessé du moment où une distribution régulière de vin avait été faite à chaque soldat: en effet, de tous les moyens qui furent employés pour arrêter le fléau, ce fut le seul qui agit avec efficacité, et je pourrais, au besoin, le prouver par des chiffres. Dans les diverses épidémies qui ont désolé certaines garnisons, les mêmes résultats heureux ont été obtenus par les boissons toniques. Il y a quelque chose de vicié dans la constitution actuelle de nos conscrits qui donne à toutes leurs maladies un caractère de faiblesse et de prostration dont ils ne se retirent que difficilement, et encore par une convalescence fort longue : il y a là un grand mal, il faut donc un grand remède.

Les aliments sont les médicaments les plus puissants de la médecine thérapeutique. C'est une idée qui paraît simple, et cependant beaucoup de médecins ne l'ont pas encore eue. Quoi! vous voudriez, à l'aide de molécules médicamenteuses, modifier une mauvaise constitution et donner en quelque sorte un nouvel organisme à un individu débilité! Il faut autre chose pour arriver à la possibilité du fait, il faut une masse suffisante d'aliments secondés par nos boissons spiritueuses.

La sobriété est une des qualités morales les plus précieuses du soldat; c'est par elle qu'il se concilie la confiance et l'amitié de ses chefs. Le militaire sobre est toujours disposé à s'acquitter de ses devoirs avec zèle et conscience. La sobriété est pour lui un *palladium* contre tous les vices auxquels il pourrait se laisser entraîner. Eh bien! si nous voyons quelques soldats déroger à cette belle vertu, nous nous l'expliquons très-bien par la privation absolue du vin dans les repas et par l'usage habituel de l'eau. A peine ces hommes ont-ils reçu quelques pièces d'argent qu'ils les sacrifient pour se gorger de boissons souvent fort mauvaises, mais qui ont, pour eux, tout l'attrait de la nouveauté et le charme d'une liqueur délicieuse. Dieu a défendu le vin aux animaux, il l'a au contraire permis à l'homme, mais c'est pour qu'il en boive avec modération. Les nations civilisées seules font usage du vin, parce qu'il n'est point donné aux peuples barbares d'en apprécier toutes les qualités et toute l'influence qu'il a sur notre physique et notre moral. On l'a surnommé avec raison le lait des vieillards: n'est-ce pas lui, en effet, qui renouvelle les miracles de la fontaine de Jouvence, qui embellit leurs derniers jours par le bien-être et la joie qu'il leur inspire? C'est le vin qui nous rend bienveillants, qui nous fait aimer nos semblables, qui nous donne cette douce gaieté de la table au milieu de nos amis ou auprès d'une personne chérie, dont les agréments sont encore embellis par son usage modéré. Aussi rejetons loin de nous l'avis du paradoxal J.-J. Rousseau, qui prétend que le vin n'est que du superflu, qu'il ne fait qu'exciter l'estomac languissant et surchargé de mets, que le vin et les autres liqueurs fermentées ne sont que le produit d'une civilisation corrompue, et que c'est ainsi que tout dégénère dans la main de l'homme.

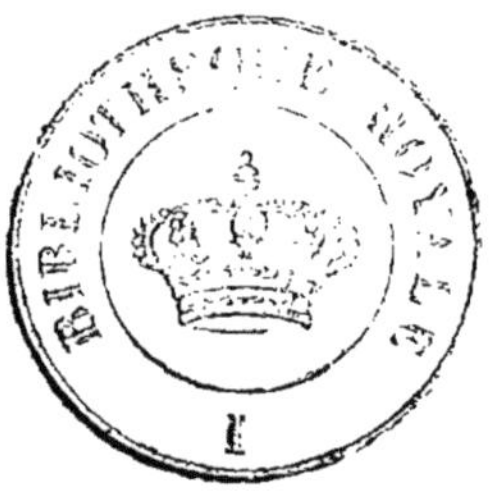

www.ingramcontent.com/pod-product-compliance
Ingram Content Group UK Ltd.
Pitfield, Milton Keynes, MK11 3LW, UK
UKHW020220200726
13856UKWH00004B/1509